EXPÉRIMENTATION
THÉRAPEUTIQUE
DE LA
DIGITALINE CRISTALLISÉE

PAR

LE Dr WIDAL

Médecin-major de 1re classe à l'hôpital militaire du Gros-Caillou,
Membre de la Société médicale d'émulation de Paris,
Chevalier de la Légion d'honneur.

PARIS
VICTOR ROZIER, ÉDITEUR,
75, RUE DE VAUGIRARD, 75,
Près la rue de Rennes.

1873

Paris.—Imprimerie de J. Dumaine, rue Christine, 2.

EXPÉRIMENTATION
THÉRAPEUTIQUE
DE LA
DIGITALINE CRISTALLISÉE

Le degré si variable d'activité que présentent les différentes digitales, suivant leur provenance, leur culture et leur mode de conservation, constitue un des grands inconvénients de l'emploi thérapeutique de cette plante. Nous avons pu nous en convaincre bien des fois pendant le cours d'une épidémie de fièvre typhoïde dont nous avons retracé l'histoire, il y a quelques années (1). Si tantôt nous avions affaire à une digitale d'une activité extrême et effrayante, tantôt nous tombions sur une plante inerte et qu'on pouvait administrer à doses élevées, pendant huit à dix jours, sans déterminer aucun effet physiologique ni thérapeutique. C'est aussi de cette dernière manière que s'est comportée constamment la digitale que nous avons mise en usage à l'hôpital du Gros-Caillou. Aussi, la découverte de la digitaline cristallisée nous parut une bonne fortune pour la thérapeutique, et, impatient d'en étudier l'action, nous avons demandé dès

(1) *Recueil de mémoires de médecine et de chirurgie militaires* (décembre 1870).

l'année dernière, à M. le président du Conseil de santé, l'autorisation de l'expérimenter sur nos malades de l'hôpital du Gros-Caillou. Il s'agissait de s'assurer si cette substance était douée d'une activité identique à celle de la digitale, identique à elle-même, et qui partant la rendrait plus facile à manier que la plante dont chaque spécimen exige des tâtonnements nouveaux et fait perdre du temps au médecin et au malade.

N'ayant pu nous procurer de la digitaline cristallisée aussi vite que nous l'aurions voulu, nous avons expérimenté tout d'abord la digitaline nouvelle d'Homolle, celle que ce savant praticien a appelé *digitaline cristalline globulaire*, parce qu'elle est en partie amorphe et en partie cristallisée, ainsi que le démontre le microscope. Lors d'une discussion qui s'est élevée sur la digitaline, à la Société médicale d'émulation, nous avons, dans une note sommaire, indiqué les résultats que nous avait donnés la digitaline d'Homolle, note qui a été reproduite dans l'*Union médicale* du mois d'octobre 1872. A cette époque, nous n'avions encore essayé que dans six cas la digitaline cristallisée de Nativelle, et si nos conclusions ont été formelles, quant à l'action de la digitaline d'Homolle, nous avons dû garder toutes nos réserves sur celle de la digitaline cristallisée. Depuis, nous avons expérimenté sur une plus vaste échelle cette dernière substance et comparé ses effets à ceux de la digitaline amorphe. L'étude qui va suivre portera donc exclusivement sur la *digitaline cristallisée* de Nativelle.

L'habitude que nous avait donnée un maniement fréquent

de la digitale nous encouragea à essayer d'emblée la digitaline sur les malades, sans l'expérimenter préalablement sur l'homme sain ni sur les animaux.

Les essais sur l'homme sain d'une substance aussi active que la digitaline ne sont ni faciles ni toujours permis, et des effets de cet agent sur des animaux tels que la grenouille et le lapin, il est difficile de conclure à ses effets thérapeutiques sur l'homme. C'est ainsi que dans les expériences faites à l'hôpital du Gros-Caillou, en présence de M. Gubler, nous avons vu la digitaline d'Homolle déployer, chez les grenouilles, une activité bien supérieure à celle de la digitaline cristallisée, et pourtant l'expérimentation thérapeutique sur l'homme donne des résultats diamétralement opposés. La digitaline de Morson foudroie presque les grenouilles, tandis qu'à dose élevée, elle produit sur l'homme des effets à peine sensibles. Qui n'a vu la chèvre manger et digérer impunément des quantités de tabac capables d'empoisonner plusieurs hommes? Tout dépend de l'organisation animale et sans doute du mode de digestion des substances toxiques suivant les espèces animales. D'ailleurs, au point de vue de la thérapeutique, de la tolérance morbide des médicaments et de l'étude de la température, un animal bien portant et à sang froid peut-il être comparé à un homme malade?... C'est à la clinique après tout qu'il appartient de juger, en dernier ressort, de la vertu physiologique et curative des médicaments, et « il est bien certain que pour les questions d'application immédiate à la pratique médicale, les expériences sur l'homme sont toujours plus concluantes ». (Cl. Bernard, *Pathollogie expérimentale.*)

L'activité effrayante attribuée, non sans raison, à la digitaline cristallisée nous l'a fait employer au début avec une véritable crainte. De peur de voir survenir des accidents toxiques, nous visitions jusqu'à quatre et cinq fois par jour nos malades, consultant sans cesse leur pouls et leur température. Nos craintes étaient exagérées, comme on le verra, car nous n'avons pas tardé à nous convaincre qu'on pouvait débuter par des doses relativement élevées du médicament et continuer son usage pendant plusieurs jours, avant d'aboutir à un effet toxique.

Néanmoins l'emploi de la digitaline commande une surveillance continue et une prudence de tous les instants.

Nous étudierons successivement les effets physiologiques de la digitaline, ses effets thérapeutiques et toxiques et son mode de dosage et d'administration.

I. Effets physiologiques.

1° *Pouls et circulation.* — Dans nos expériences, la digitaline cristallisée, de même que la digitaline d'Homolle et la digitale, a influencé le pouls de trois manières différentes et qui se traduisent dans l'ordre habituel de leur apparition, par la diminution du nombre des pulsations artérielles, l'augmentation de leur force et leur irrégularité. En d'autres termes, la digitaline modifie successivement la fréquence, la force et le rhythme du pouls.

Après les premières doses du médicament (un demimilligr. à un milligr. 1/2 suivant les malades et les maladies), le pouls descend de huit à douze pulsations, sans éprouver de modification dans sa force d'impulsion. Jusque-là, il reste extrêmement mobile et variable suivant les impressions du sujet, et pour bien apprécier sa fréquence, on doit laisser le malade dans un repos d'esprit et de corps complet, car le moindre mouvement brusque, la moindre émotion tend à multiplier les pulsations artérielles. Peut-être est-ce pour n'avoir pas tenu un compte suffisant de cette circonstance que quelques observateurs, comme Sonders, Baydon, Bucher, etc., ont admis une période d'accélération du pouls au début de la médication digitalique. Nous n'avons jamais, quant à nous, noté cette accélération initiale que pendant les mouvements ou les émotions du malade. Aussi, est-il indispensable de tâter le pouls au moment de s'approcher du malade et au moment de le quitter; il est rare alors que les deux examens ne fournissent pas une différence de 8 à 12 pulsations et quelquefois davantage, mais c'est le dernier pouls qui est le véritable.

Ralentissement et *variabilité*; tels sont les caractères du pouls après les premières doses de digitaline.

L'augmentation de la tension artérielle n'est qu'exceptionnellement primitive; elle peut survenir, il est vrai, dans les premières vingt-quatre heures, mais lorsqu'on a soin d'explorer le pouls plusieurs fois dans la journée, il est aisé de s'assurer que le renforcement des pulsations a été précédé le plus souvent de leur ralentissement. D'une manière générale, on peut dire que, toutes les fois que le pouls a été renforcé sous l'influence de la digitaline, il est en même temps plus ou moins ralenti.

Le renforcement artériel apparaît ordinairement après l'ingestion de un à trois milligrammes de digitaline. Il se caractérise par la dureté et la résistance du pouls, qui a perdu sa dépressibilité et qui au lieu de fuir sous le doigt, vient maintenant à sa rencontre en lui impriment un coup plus sec et plus fort. En même temps, le pouls gagne en ampleur : il semble que l'artère se rétracte avec plus de lenteur, et la pulsation revêt je ne sais quelle régularité grave et majestueuse. Les tracés du sphygmographe rendent parfaitement compte de l'augmentation de la tension artérielle, comme l'hémadynamomètre traduit le renforcement des contractions cardiaques. A défaut de ces instruments, nous n'avons pu juger des modifications du pouls qu'à l'aide du doigt; mais avec tant soit peu d'habitude, on arrive par le toucher seul à se rendre suffisamment compte des modifications vasculaires (1).

Une fois que le pouls a acquis force et ampleur, les mouvements et les émotions du malade n'ont plus que peu ou point de prise sur lui et ne modifient plus guère sa fréquence. Parfois, il descend jusqu'à 40 et 38 pulsations et s'y maintient souvent pendant huit à douze jours. Il n'est même pas

(1) Dans les expérimentations que nous avons faites depuis, à l'aide du sphygmographe, nous avons vu se confirmer, dans les tracés de l'instrument, tout ce que nous avions constaté relativement à l'influence de la digitaline sur le renforcement du pouls.

rare de voir le nombre des pulsations diminuer encore plusieurs jours après la suspension de la digitaline.

L'ampleur et la force du pouls paraissent être en rapport direct avec sa lenteur; leur maximum nous a semblé répondre au chiffre de 42 à 48 pulsations. Le cœur alors se contracte moins souvent, mais plus vigoureusement et sur une masse de sang plus considérable. Il en résulte qu'en un temps donné il chasse autant et même plus de liquide dans le torrent circulatoire qu'il ne le faisait avant l'action de la digitaline.

Renforcement et ralentissement, tels sont les vrais caractères du pouls influencé par la digitaline, et tant que l'un au moins de ces caractères n'a pas été noté, la médication peut et doit être continuée. Sur vingt-cinq sujets traités par la digitaline, le renforcement et le ralentissement du pouls ont été observés vingt-deux fois, et ces modifications n'ont fait défaut que lorsque les doses étaient insuffisantes et qu'elles n'avaient d'ailleurs influencé ni la température ni les pupilles, ni les organes digestifs, etc.

A ces deux caractères du pouls s'ajoute souvent un troisième : c'est l'irrégularité des pulsations artérielles. Elle se traduit soit par le dicrotisme, soit par une intermittence survenant après un nombre variable de pulsations, soit encore par le défaut d'isochronisme dans la succession des battements. L'irrégularité du pouls est loin d'être un effet constant de la digitaline; si la force et le ralentissement sont en quelque sorte le résultat mathématique de la médication, l'irrégularité n'en est qu'un effet accidentel et exceptionnellement isolé. Nous ne l'avons noté que 14 fois sur 25, c'est-à-dire dans un peu plus de la moitié des cas. On ne saurait dire qu'elle est toujours le résultat d'une dose plus élevée et d'une action plus marquée de la digitaline, car très-souvent elle est contemporaine du ralentissement et de la tension du pouls ; d'autres fois, cependant, elle vient s'y ajouter ultérieurement. En général, l'irrégularité ne diminue en rien la tension acquise par l'artère ; jointe à la force et à la lenteur du pouls, l'irrégularité indique tout au plus un degré d'action plus marqué du médicament, et s'il est inutile de la rechercher en thérapeutique, il n'y a pas lieu non plus de s'en effrayer.

Isolée et survenant d'emblée, l'irrégularité indique une action toxique. Alors, elle ne tarde pas à s'accompagner de la petitesse et de l'accélération exagérée du pouls. Ce sont là les caractères de l'intoxication, les résultats des doses excessives, et les précurseurs ordinaires du collapsus digitalique.

Si le ralentissement et l'augmentation de la tension dénotent une excitation du cœur, sa petitesse et son accélération indiquent l'épuisement et la paralysie du muscle cardiaque.

On peut dire avec Hirtz que « c'est là une loi générale applicable à toutes les substances qui agissent sur le système nerveux ; le vin qui éveille le cerveau à doses modérées est le même qui, avec quelques verres de plus, jette l'homme ivre-mort ; et la foudre qui paralyse le mouvement est la même chose que l'électricité qui guérit la paralysie ». (*Dictionnaire de médecine et de chirurgie pratiques.*)

Ajoutons avec M. Gubler que « la digitaline comme la digitale, à doses thérapeutiques, n'est pas un hyposthénisant de la circulation centrale, elle en est plutôt le régulateur et le tonique; elle est moins l'opium du cœur qu'elle n'en est le quinquina (1) ». Elle le stimule à doses modérées et le paralyse à dose excessive.

L'auscultation du cœur, que nous avons pratiquée journellement chez les malades soumis à la digitaline, ne nous a jamais révélé de bruit anormal.

Le pouls était-il ralenti et renforcé, les contractions du cœur s'exécutaient elles-mêmes avec force et lenteur, et l'irrégularité du pouls se traduisait dans le cœur par une irrégularité identique. Dans le cas de collapsus digitalique, les battements cardiaques devenaient presque insensibles ainsi que les bruits valvulaires, et le choc de la pointe faisait défaut.

La percussion n'a jamais indiqué aucune modification dans le volume du cœur pendant l'action de la digitaline. Nous avons cherché en vain, par des délimitations et des mensurations journalières, à constater l'augmentation de volume du ventricule gauche signalée par Traube et qui serait en raison directe du ralentissement du pouls. Théoriquement, il est vrai, cette augmentation peut s'expliquer par celle de la diastole de l'oreillette; plus cette diastole dure, plus elle fournit de sang au ventricule, qui par suite et à la longue augmente de volume. Du reste, quiconque a percuté fréquemment la région au cœur, sait à combien

(1) Gubler, *Commentaire du Codex*.

d'illusions expose la matité précordiale, à combien de variations elle est sujette chez le même individu, suivant le décubitus, suivant les dispositions diverses du poumon, de l'estomac, etc., et enfin combien il est difficile de déterminer toujours d'une manière précise les changements de volume des ventricules et des oreillettes.

Le tableau ci-dessous peut donner une idée des modifications successives que la digitaline imprime au pouls. Il s'agit d'un malade atteint de rhumatisme articulaire aigu auquel on a fait à la partie externe de la cuisse une injection de 1/4 de milligramme de digitaline. L'action du médicament a été rapide, mais s'est épuisée en moins de 24 heures. Le pouls et la température ont parcouru en ce court laps de temps toute la gamme de leurs modifications habituelles.

Digitaline en injection.

HEURES	T.	P.	OBSERVATIONS.	HEURES	T.	P.	OBSERVATIONS.
Avant l'inj.	38,8	126	Pouls mou, dépressible, plutôt petit que large.	3 h. 20′	39,3	110 à 114	»
8 h. 20′	38,8	126	Inj. d'un quart de mill.	6 h.	39,5	94	»
8 h. 30′	39	130	»	8 h.	»	90 à 96	Pouls très-fort ; intermittent après chaque 2e pulsation.
8 h. 40′	39	124	»	1er juin matin.	37,8	78	Pouls moins irrégulier et plus petit ; transpiration abondante.
10 h. 30′	»	102	Pouls un peu plus fort que le matin ; très-irrégulier ; intermittence toutes les 3 à 5 pulsations.	1 h.	»	96	Pouls intermittent toutes les 3 à 7 pulsations.
11 h.	38,6	102	»	4 h. 20′	39,8	128	Pouls régulier.
11 h. 30′	39,6	90 à 96	Même irrégularité.				

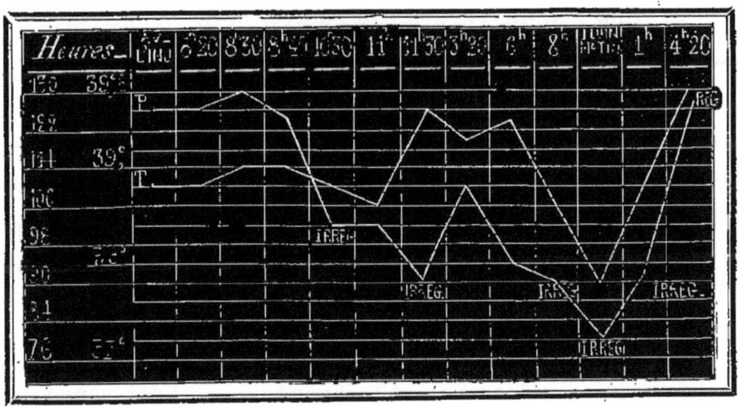

2° *Température.* — La digitaline a été administrée 9 fois à des malades atteints d'affections soit nerveuses soit organiques du cœur et complétement apyrétiques. Chez l'un d'eux, le médicament, porté à une dose totale de 4 milligrammes, n'a modifié ni le pouls ni la température, sans doute parce que la dose a été insuffisante. Chez les 8 autres le pouls avait été influencé dans sa force, sa fréquence ou son rhythme, et pourtant la température n'a pas changé ou n'est pas sortie des limites de ses variations physiologiques. Une fois même, loin de s'abaisser, elle est montée de 1 à 2 degrés, malgré le ralentissement du pouls. Nous concluons de ces faits, comme de ceux que nous avons relatés à l'occasion de la digitaline amorphe, que la digitaline, comme la digitale, n'a que peu ou point d'action sur la température normale.

Quant à son influence sur la température morbide, elle sera étudiée à l'occasion de ses effets thérapeutiques dans les maladies fébriles.

3° *Appareil digestif.* — Des nausées et des vomissements glaireux ou bilieux surviennent fréquemment pendant l'administration de la digitaline. Lorsqu'ils suivent l'ingestion des premières doses ils sont généralement glaireux ou alimentaires, peu persistants, et le résultat du dégoût; tardifs, ils sont le plus souvent bilieux et indiquent la saturation digitalique. Ces vomissements ne sont pas l'effet d'une action directe de la digitaline sur la muqueuse gastrique, puisque la digitaline en injection les provoque également. Le genre de préparation mise en usage n'est pas sans influence sur leur apparition; très-fréquents avec la potion de digitaline, ils font défaut avec les granules.

Parfois, mais rarement, les premières doses de digitaline provoquent une diarrhée passagère et sans importance. Les éructations gazeuses, le pyrosis sont un effet assez commun mais fugace du médicament.

4° *Appareil respiratoire.* — Chez les malades apyrétiques, nous n'avons jamais vu la digitaline à doses thérapeutiques exercer une influence sensible sur la fréquence et le rhythme des mouvements respiratoires. Dans les affections fébriles où l'augmentation de ces mouvements est la règle, on les voit diminuer à mesure que la digitaline abaisse le pouls et la température, et tomber enfin à leur chiffre normal ou même plus bas, au moment de la défervescence artificielle. La chute naturelle de la fièvre les modifie d'ailleurs de la même manière. Dans la pneumonie et en général dans les affections des organes thoraciques, où la dyspnée relève à la fois de la fièvre et de l'imperméabilité plus ou moins considérable du poumon, il n'est pas rare de voir le nombre excessif des respirations rester stationnaire et même survivre à la défervescence.

Dans les cas de collapsus digitalique provoqué par une action excessive du médicament, nous avons noté jusqu'à 48 et 56 inspirations par minute. L'accélération de la respiration comme celle du pouls est un effet toxique de la digitaline de même que son ralentissement en est l'effet thérapeutique.

5° *Appareil urinaire.* — La digitaline s'administre à si faible dose qu'*à priori* il est difficile de comprendre qu'elle puisse exciter le rein suffisamment pour augmenter la masse des urines. On sait d'ailleurs qu'Homolle et Quevenne, dans leurs nombreuses expériences, n'ont jamais pu retrouver cette substance dans le liquide urinaire. Déjà, de nos observations sur la digitale et la digitaline amorphe, nous avions conclu que ces agents n'ont pas d'effet diurétique. « L'augmentation de la quantité des urines, avons-nous dit dans notre note sur la digitaline d'Homolle (*Union médicale*, 8 octobre 1872), augmentation que MM. Megerand et Daremberg disent avoir constatée après l'ingestion de faibles doses de digitaline cristallisée, n'a jamais été observée par nous à la suite de la digitaline ni de la digitale, même chez les sujets apyrétiques. Bien souvent les urines ont diminué de quantité au lieu d'augmenter. »

Le même fait a été constaté depuis longtemps, quant à la

digitale, par Traube, Wunderlich, Hirtz et autres. La digitaline cristallisée nous a fourni des résultats identiques. L'urine rendue dans les 24 heures par tous nos malades soumis à la médication digitalique a été recueillie et jaugée avec le plus grand soin dans un vase gradué, et leur densité notée exactement. En même temps on a tenu compte des circonstances accidentelles qui pouvaient faire varier les quantités de liquide sécrété, telles que les transpirations, les boissons absorbées par les malades, etc.

Chez 9 malades apyrétiques atteints d'affections nerveuses ou organiques du cœur, les urines ont fourni les résultats que voici :

Augmentation, 2 fois	*Observations.*— Dans un cas, l'urine a été augmentée passagèrement de 200 à 300 grammes à la suite d'un excès de boisson. Dans l'autre cas, la diurèse a été le résultat de la régularisation de la circulation chez un malade atteint de lésion valvulaire.

Diminution. . . . . 3 fois.
Ni augmentation, ni diminution, 3 fois.

Ainsi, six fois, on pourrait dire sept fois sur neuf, aucune diurèse n'a été produite.

Chez les malades atteints d'affections fébriles :

Les urines ont été augmentées (au moment de la défervescence), 4 fois.
Idem. . . . . . . diminuées. . . . . 9 fois.
Idem. . . . . . . ni augmentées, ni diminuées. . . . . 1 fois.

Chez les malades apyrétiques, l'impuissance diurétique de la digitaline est la règle; chez les fébricitants, parfois les urines peuvent augmenter au moment de la défervescence artificielle, mais cette diurèse, qui s'observe également après la chute naturelle de la fièvre, est l'effet de la disparition de la température morbide, et non le produit d'une stimulation directe du rein par la digitaline. Tout aussi indirecte est l'action du médicament sur la crise urinaire qui suit son ingestion, dans les affections organiques du cœur. Ici la diurèse est le résultat de la régularisation des mouvements cardiaques, de la répartition plus égale de la masse sanguine, de la déplétion consécutive des organes congestionnés et du rein en particulier. Le seul cas de véritable diurèse que nous avons observé sous l'influence de la digitaline, a été fourni par un malade atteint d'insuffisance aortique avec phénomènes d'asystolie (voir obs. IX); chez lui, les urines ont augmenté de plusieurs litres, et de troubles sont devenues limpides. Tels n'étaient pas en général leurs caractères dans les crises urinaires consécutives aux affections fébriles. Là, les urines n'augmentaient que de trois à quatre cents grammes, restaient plus ou moins troubles et foncées et déposaient une grande quantité d'urates. Le plus souvent, elles avaient diminué pendant l'action même de la digitaline, alors que déjà pouls et température étaient sensiblement abaissés, et leur faible augmentation ne coïncidait qu'avec la chute complète de la fièvre, preuve qu'elle ne relevait que de cette circonstance et non d'une excitation directe du rein par le médicament. Ajoutons que les transpirations plus ou moins abondantes qui accompagnent les affections fébriles ne sont pas de nature à favoriser le flux urinaire et qu'elles contre-balancent jusqu'à un certain point l'effet diurétique des quantités excessives de boissons absorbées par les malades.

Quant aux rapports de la densité des urines avec leur quantité, pendant l'action de la digitaline, voici ce que nous avons observé : dans la moitié des cas, le poids spécifique était, comme d'habitude, en raison inverse de la masse liquide ; dans les autres cas, ce rapport n'existait pas, et souvent les urines les moins abondantes étaient aussi les moins denses.

Dans les affections fébriles la densité a plus souvent augmenté que diminué, pendant la médication digitalique, tandis que chez les malades apyrétiques, elle a diminué ou est restée invariable. Ces variations étaient d'ailleurs peu considérables et parcouraient tout au plus une échelle de 2 à 4 degrés de l'aréomètre. S'il est permis de tirer une conclusion de ces quelques faits, nous dirons que chez les fébricitants la densité de l'urine paraît plutôt augmenter que diminuer sous l'influence de la digitaline, tandis que le contraire a lieu chez les individus apyrétiques.

6° *Appareil cutané.* — Des transpirations plus ou moins abondantes accompagnent ou suivent souvent l'administration de la digitaline ; mais comme on ne les observe généralement que dans les maladies fébriles telles que la pneumonie, le rhumatisme articulaire, la fièvre typhoïde, etc., il n'est pas toujours facile de s'assurer si elles sont l'effet du médicament ou de la maladie. Nous n'avons noté que deux fois des transpirations chez des malades apyrétiques traités par la digitaline. Chez eux, elles se reproduisaient peu de temps après l'ingestion du médicament, mais ne duraient pas plus de 20 à 25 minutes.

Le *refroidissement des extrémités* est un effet des doses nocives de la digitaline et un des symptômes du collapsus.

Les téguments *pâlissent* généralement chez les sujets digitalisés ; ils sont plus ou moins *cyanosés* dans les cas d'intoxication.

Système nerveux.— Les vertiges, la céphalalgie frontale qu'accusent certains malades sont rarement des effets initiaux de l'action digitalique. Généralement le pouls est déjà plus ou moins influencé, et la dose du médicament assez élevée quand surviennent ces phénomènes. Il en est de même de la sensation d'étincelles dans les yeux qui a été observée chez trois de nos malades.

La *dilatation des pupilles* est un effet moins fréquent de la digitaline que de la digitale. Nous y attachons d'autant moins de valeur que parfois la pupille, primitivement dilatée, s'est rétrécie dans le cours de la médication.

II. Effets thérapeutiques.

A. *Maladies fébriles.*

1° *Fièvre typhoïde.* — La digitale, on le sait, a été employée comme médicament antipyrétique dans les maladies fébriles, telles que la fièvre typhoïde, le typhus, la pneumonie, le rhumatisme articulaire, etc. Traube, Wunderlich, Ferbec, Hirtz, Thomas et autres l'ont expérimentée largement et en ont vanté les effets en tant que modérateur du mouvement fébrile, cet élément si dangereux parfois et qui peut à lui seul, par sa durée ou son excès, déterminer la mort. Dans une épidémie de fièvre typhoïde observée à Maubeuge en 1869, nous avons nous-même employé la digitale dans le même but, et dans un mémoire couronné par l'Académie de médecine, nous avons consigné les effets antipyrétiques incontestables qu'elle nous a fournis. Pour nous assurer si la digitaline cristallisée jouit des mêmes propriétés antifébriles que la plante dont elle est extraite, nous l'avons essayée sur une série de malades atteints de fièvre typhoïde de forme et de gravité diverses. Dans tous ces cas, il s'agissait d'obtenir la chute complète du pouls et de la température morbide, ou de modérer au moins cette dernière, afin de faire tomber avec elle les phénomènes nerveux qui en dépendent, et de permettre à la maladie de parcourir, avec un danger de moins, ses phases naturelles d'évolution. Disons, tout d'abord, que si, avec une digitale de bonne qualité, nous sommes parvenu le plus souvent à abattre le pouls et la chaleur, et, dans la plupart des cas, à obtenir une défervescence complète, il n'en a pas été ainsi dans la grande majorité des cas avec la digitaline cristallisée. Si le pouls a été presque constamment influencé, la chaleur ne l'a été que rarement, modérément et le plus souvent d'une manière passagère.

Les trois observations qui suivent donneront une idée générale de la manière dont la digitaline s'est comportée dans la fièvre typhoïde.

OBSERVATION I. — *Fièvre typhoïde adynamique. Ralentissement du pouls et chute complète de la température, après l'ingestion de 2 milligrammes de digitaline en 4 doses.*

Martel, du 101e de ligne, âgé de 22 ans, entre à l'hôpital le 5e jour de sa maladie.

Le 9e *jour*, on commence la médication digitalique. Le malade présente les symptômes suivants : stupeur, somnolence, céphalalgie, tintements d'oreilles, dilatation des pupilles, langue blanche, humide; météorisme, gargouillements et douleur à la pression, dans la fosse iliaque droite, diarrhée. Epistaxis depuis la veille; toux, râles muqueux disséminés dans la poitrine, largeur du cœur 6 centimètres, hauteur 5 centimètres.

Température 39,5. — Pouls mou, petit, avec 102 pulsations.

On prescrit un demi-milligramme de digitaline en potion qui provoque un vomissement glaireux après la dernière cuillerée.

10e *jour*. — Le pouls du matin est tombé à 96 pulsations; la température, loin de baisser, est montée à 40° ; même état symptomatique. Nouvelle dose de demi-milligramme de digitaline.

11e *jour*. — Pouls toujours à 96 pulsations, petit et mou; la température est tombée à 38,5.—L'état général est le même.—Digitaline demi-milligramme.

12e *jour*. — *Pouls dur, large, résistant*, mais régulier, 96 pulsations. — Température matinale normale (37,5); celle du soir est encore à 39. — Céphalalgie moins intense, stupeur moins marquée, épistaxis. Les pupilles, dilatées jusque-là, se *rétrécissent*, soubresauts des tendons; apparition de quelques taches rosées. — On suspend la digitaline.

13e *jour*. — Pouls dur et large, avec 72 pulsations, température normale. Les jours suivants la température descend jusqu'à 36,7, le pouls à 60 pulsations. Malgré cela, la stupeur, le météorisme, la diarrhée et les soubresauts des tendons persistent jusqu'au 18e jour; il s'y joint même un subdélire nocturne. Les taches rosées se multiplient. — La convalescence ne s'établit franchement que le 19e jour; à cette époque, tous les symptômes typhoïdes ont disparu.

Les mouvements respiratoires, au nombre de 36 au début, descendent successivement à 30 et à 24, à mesure que la fièvre diminue. Le volume du cœur n'a pas varié.

Les urines, à 700 grammes, tombent progressivement à 600, 400 et

300 grammes, pendant le traitement, et remontent à 900, après la défervescence. (Voir figure I.)

Voilà la seule de nos fièvres typhoïdes où la défervescence a été complète après une dose relativement minime de digitaline. Remarquons ici la diminution de la céphalalgie et de la stupeur après l'abaissement de la température, la persistance des symptômes typhiques (diarrhée, météorisme, soubresauts des tendons), ainsi que le développement des taches rosées, après la chute de la fièvre; enfin le rétrécissement des pupilles après leur dilatation préalable, la diminution des urines pendant le traitement et la tolérance du médicament malgré les premiers vomissements.

OBSERVATION II. — *Fièvre typhoïde adynamique. Ralentissement considérable et irrégularité du pouls, abaissement incomplet et modération de la température après 3 milligrammes et demi de digitaline.*

Langrognet, du 3e d'infanterie de marine, âgé de 24 ans, entre à l'hôpital le 7 mai 1872. Début du mal par de la céphalalgie, des vertiges et de la diarrhée.

Le 11e *jour.* — On donne la digitaline. Le malade est dans l'état suivant : stupeur, céphalalgie, somnolence, subdélire, pupilles resserrées. Langue brunâtre, sèche; diarrhée, météorisme, taches rosées.

Température 40°, 120 pulsations On prescrit une potion avec un quart de milligramme de digitaline qui reste sans effet.

Le 12e *jour.* — Le malade prend un demi-milligramme; le 13e jour trois quarts de milligramme (total un milligramme et demi); après la dernière dose, le pouls tombe à 96 pulsations, la température à 39° le matin et 39,6 le soir.

Le 14e et le 15e *jour.* — On donne un milligramme de digitaline. Le pouls descend à 72 et devient *fort et irrégulier*. Les jours suivants, il conserve les mêmes caractères et tombe à 60 et à 54 pulsations; les

Figure 1.

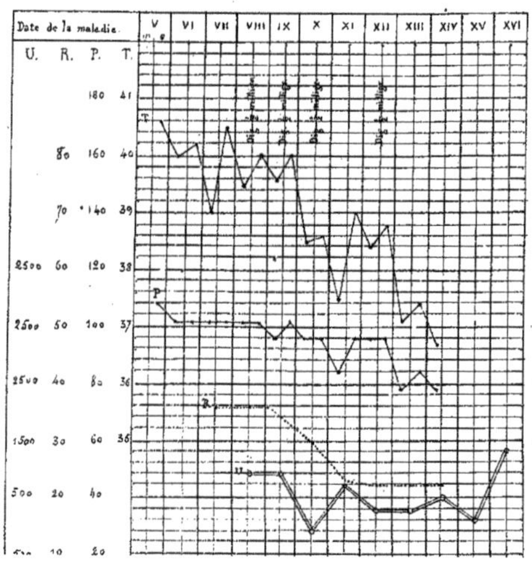

Figure 2.

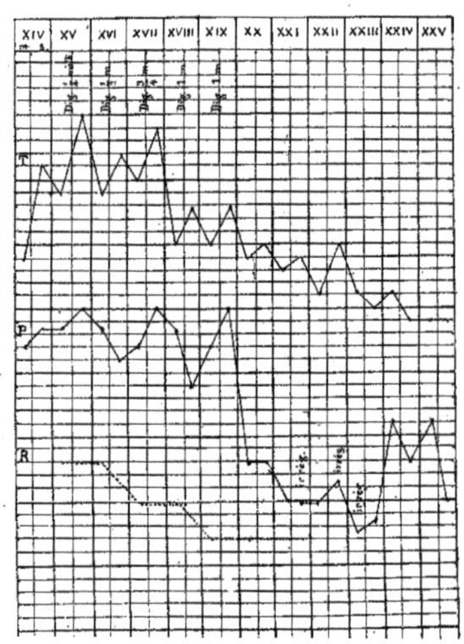

Figure 3.

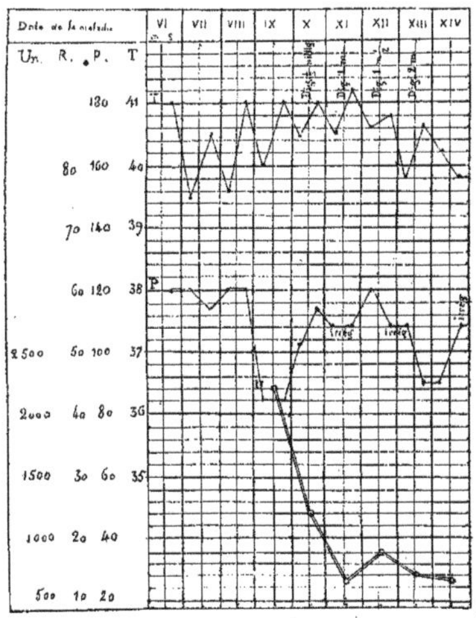

Figure 4.

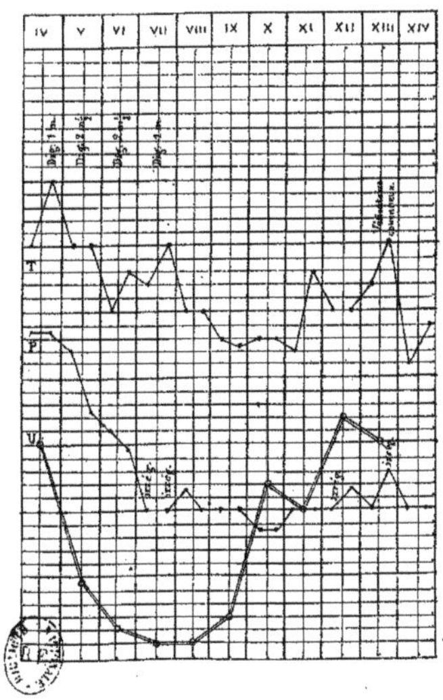

Figure 5.

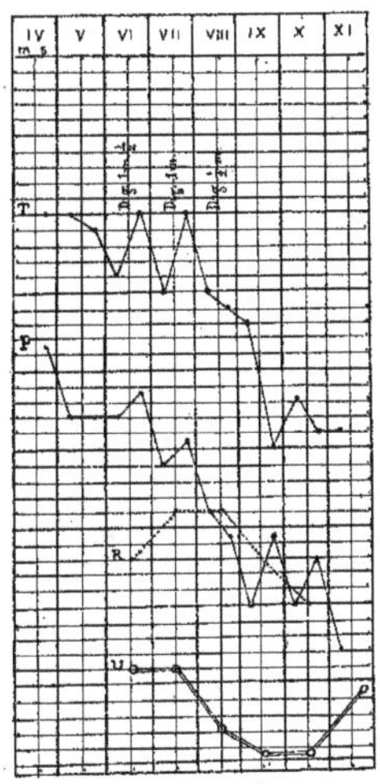

pupilles se dilatent. La température reste à 38,2 le matin et à 39 le soir jusqu'au 22e jour. (Voir figure II.)

Aussitôt que la température a été modérée, il y a eu une détente générale; disparition du délire et de la céphalalgie, mais persistance de la diarrhée et du météorisme jusqu'au 20e jour.

Les urines ont *diminué de* 800 *grammes* pendant le traitement.

Ici le pouls a été modifié énergiquement dans sa fréquence, sa force et son rhythme, mais la température n'a été que modérée; elle a dépassé pendant 7 jours encore de 1 à 2 degrés son chiffre normal, malgré le ralentissement considérable de la circulation.

OBSERVATION III. — *Fièvre typhoïde compliquée de pneumonie. — Ralentissement peu marqué, tension et irrégularité du pouls. Pas d'action sur la température, après l'ingestion de* 3 *milligrammes de digitaline.*

Coudrais, du 69e de ligne, entre à l'hôpital le 13 décembre 1872, le 6e jour de sa maladie.

Le 10e *jour.* — Il offre les symptômes suivants : stupeur profonde, céphalalgie violente, surdité, épistaxis ; langue rosée, fuligineuse, subdélire, réponses vagues, yeux chassieux ; ventre ballonné, diarrhée abondante ; râles sibilants généralisés, 42 respirations par minute. — Rate volumineuse. — Le cœur mesure 7 centimètres et demi en largeur et 7 centimètres en hauteur.

Température 40°. — Pouls petit, concentré, 108 pulsations. On prescrit : digitaline un demi-milligramme en potion.

Le 11e *jour.* — Pas de changement, nouvelle dose de un milligramme de digitaline. Dès le soir, le pouls est plus fort, plus ample et irrégulier, mais non ralenti, la température est montée à 41,2.

Le 12e *jour.* — Même état du pouls et de la température ; toux fréquente, crachats visqueux et rouillés ; une pneumonie paraît imminente bien que l'auscultation ne la révèle pas encore. — Digitaline, un milligramme et demi.

Le 14e *jour.*— Stupeur extrême, teinte subictérique, signes évidents de pneumonie en arrière et à droite, même état du pouls et de la température. — Digitaline un demi-milligramme.

Cette nouvelle dose ne change en rien la situation. Le malade succombe le lendemain, après avoir présenté peu avant sa mort une température de 39 à 40,2.

La respiration s'est constamment maintenue à 42, le volume du cœur n'a pas varié; les urines ont diminué de 500 grammes pendant le traitement. (Voir figure III.)

L'autopsie révèle les lésions ordinaires de la fièvre typhoïde et une hépatisation du poumon droit.

Ici, la digitaline n'a pas influencé sensiblement la température, bien que le pouls ait été modifié promptement dans sa force et dans sa régularité et plus tard dans sa fréquence. L'invasion de la pneumonie a été sans doute la cause de la résistance absolue de la température. Il en est ainsi généralement lorsqu'une phlegmasie grave vient ajouter sa température morbide à celle de la maladie primitive. Le pouls lui-même, dans ces cas, se montre plus rebelle à la digitaline et descend moins vite et moins bas.

Dans neuf cas de fièvre typhoïde traités exclusivement par la digitaline, la température morbide n'a été réellement influencée que trois fois, et si chez un seul malade, elle s'est abaissée promptement jusqu'à son chiffre normal, chez les deux autres elle n'a été modérée que de 1 à 2 degrés, malgré l'action évidente du médicament sur le pouls, modifié dans sa force et dans son rhythme et réduit parfois à 48 pulsations pendant plusieurs jours consécutifs. Dans les six autres cas, ou bien la température n'a pas été influencée un seul instant, ou bien elle n'a varié que passagèrement de quelques dixièmes de degré, c'est-à-dire d'une façon si insignifiante, qu'il n'est pas permis d'attribuer à la médication ces variations fugaces et minimes qui se rencontrent également chez les typhiques non soumis à la digitaline. Pourtant, même dans ces cas, le pouls avait été modifié cinq fois sur six, dans sa fréquence, dans sa force ou dans son rhythme.

Il est vrai de dire que sur six cas de fièvre typhoïde trois étaient très-graves soit par leur forme soit par leurs complications. L'une avait été ataxique dès le début, deux s'étaient compliquées de pneumonie, une autre de parotidite double et suppurée. Toutes les fois qu'une complication de ce genre vient s'ajouter à la fièvre typhoïde, la température s'élève très-haut et se montre d'autant plus rebelle à tout traitement antipyrétique. Le pouls lui-même dans ces cas, comme dans les affections fébriles en général, oppose une résistance plus grande à la digitaline, dont les doses doivent et peuvent dès lors être augmentées, car plus la fièvre est violente, mieux le médicament est toléré. Malheureusement les doses trop élevées sont traîtresses et dangereuses, et alors même que leur action est excessive, elles ne modifient pas toujours la température.

Parfois, après les premières doses de digitaline, la température, loin de s'abaisser, est montée de 2 à 5 dixièmes au-dessus de son chiffre initial, pour redescendre ensuite. Ce fait qui s'est présenté cinq fois est en contradiction avec l'abaissement provisoire de température signalé par Wunderlich, après les premières doses de digitale.

Si l'on songe que six fois sur neuf la température n'a cessé de dépasser de 2 à 3 degrés son chiffre normal, malgré les modifications profondes de la circulation et son ralentissement excessif et prolongé; que dans d'autres cas, la chaleur une fois modérée a pu remonter à son degré primitif sans que le pouls cessât d'être lent, n'est-il pas permis de croire, d'après cela, que la température morbide n'est pas placée sous la dépendance immédiate et absolue de la circulation, et qu'elle constitue un élément particulier, peu accessible à l'action de la digitaline, du moins dans la fièvre typhoïde?

En effet, alors même que la température s'est modérée sous l'influence du médicament, cette modération s'est montrée moins stable que celle déterminée par la digitale en nature. Déjà à l'occasion de la digitaline d'Homolle, nous avons fait remarquer que cette substance nous paraissait agir sur la température d'une façon moins prompte et moins nette que la digitale (*Union médicale*, 1872).

L'action antipyrétique de la digitaline cristallisée est moins évidente encore. Serait-ce qu'elle ne contient pas toutes les parties actives de la digitale et que la digitaline d'Homolle, en partie amorphe, renferme sous cette forme une somme de principes actifs supérieure à ceux de la digitaline cristallisée? La clinique du moins tend à faire soupçonner ce que la chimie n'a pas encore élucidé.

Il peut arriver que pendant l'usage de la digitaline, la température typhoïde tombe à la normale, mais lorsque le pouls n'a pas été modifié dans sa force ou dans son rhythme, il est difficile de dire si la défervescence est l'effet du médicament ou le résultat de la chute naturelle de la fièvre.

Il est vrai que dans ce dernier cas, tous les symptômes typhiques disparaissent habituellement avec la fièvre, et la convalescence ne tarde pas à s'établir. Il n'en est pas de même dans la défervescence artificielle : si elle amène parfois une détente générale et met fin à certains symptômes nerveux relevant de l'excès de la température, tels que le délire fébrile, la céphalalgie, la jactitation, au contraire les phénomènes vraiment typhiques, comme la stupeur, la diarrhée, le météorisme, les soubresauts des tendons, voire même l'éruption lenticulaire, persistent ou se développent après la chute artificielle de la fièvre (voir obs. I).

Si l'on veut se rendre compte des doses de digitaline nécessaires pour modifier le pouls et la température des typhiques, on se heurte contre les plus flagrantes contradictions. C'est ainsi que chez le malade de l'observation 1, pouls et température ont été abaissés complétement, après l'ingestion d'une dose totale de 2 milligrammes, tandis que d'autres malades, pas plus gravement atteints, ont pu prendre jusqu'à 6 1/2 milligrammes, sans que leur température fût sensiblement modifiée. Les uns sont tombés dans le collapsus après l'ingestion de 2 à 5 milligrammes, alors que d'autres ont pris impunément 7 milligrammes et plus. Tout en tenant compte de l'intensité variable de la fièvre suivant ses formes et ses complications, on ne peut nier que l'action de la digitaline est plus variable encore suivant les individus, qu'ils soient atteints ou non de fièvre.

Il n'est peut-être pas un médicament plus capricieux,

dans son degré d'activité, suivant les susceptibilités individuelles, que ne l'est la digitaline cristallisée. C'est là ce qui hérisse de difficultés son expérimentation thérapeutique; c'est là aussi ce qui plus d'une fois nous a jeté dans le découragement et dans le doute, à tel point que bien souvent nous nous demandions si nous avions encore affaire à la même digitaline. Et pourtant c'est toujours d'un seul et même échantillon que nous avons fait usage.

Ce qui ajoute aux difficultés, c'est que la digitaline, comme la digitale, est un médicament auquel on ne s'habitue pas; ses effets s'accumulent et s'ajoutent les uns aux autres; parfois même ils n'éclatent que lorsque la quantité totale de digitaline est devenue suffisante pour impressionner le malade dans son degré de susceptibilité. Il en résulte qu'on peut, à un moment donné, dépasser malgré soi la dose voulue. La goutte a fait déborder le vase; le milligramme ou même le quart de milligramme, ajouté aux doses jusqu'alors peu actives ou inertes, a suffi pour les rendre toxiques. Et le pouls, au lieu de se ralentir et de gagner en résistance, s'accélère subitement, s'irrégularise et devient filiforme ou insensible. Il a pris d'emblée les caractères toxiques, sans passer par les caractères physiologiques. Ce fait s'est présenté chez un de nos typhiques qui est tombé dans un collapsus digitalique très-prononcé dont on n'a pu le tirer qu'à grands frais.

C'est assez dire à quelle prudence est astreint l'expérimentateur, et combien il importe de perdre de vue, le moins possible, les malades soumis à l'action de la digitaline.

En général, pour modifier le pouls des typhiques, dans sa fréquence ou dans sa tension, un ou trois milligrammes de digitaline ont été nécessaires. Nous n'avons jamais observé d'effet sensible au-dessous d'un milligramme, du moins à l'aide du doigt.

Pour abattre ou modérer la température, il a fallu deux à sept milligrammes de digitaline.

La défervescence complète ou incomplète n'a été obtenue qu'au bout de 3 à 6 jours, et en moyenne, au bout de quatre jours de traitement.

En résumé, dans la fièvre typhoïde il est rare que le pouls ne soit pas modifié par la digitaline, lorsque le médicament a été pris à dose suffisante. La température, au contraire, ne s'abaisse pas constamment alors même que le pouls est très-ralenti, mais toutes les fois qu'elle est influencée le pouls l'a été également et le plus souvent avant elle. — Cet abaissement de la température typhoïde est presque toujours incomplet et peu stable.

2° *Pneumonies* — Rasori déjà s'était servi de la digitale comme hyposthénisant. De nos jours, Traube et ses imitateurs l'ont employée à titre de médicament antipyrétique, dans le but d'abattre la fièvre pneumonique et de hâter ainsi la résorption de l'exsudat pulmonaire, résorption qui ne commence qu'avec la chute de la température morbide.

Nous avons demandé le même service à la digitaline, et voici les résultats qu'elle nous a donnés.

Dans six cas de pneumonie aiguë et franche, trois fois

l'action du médicament a été nulle et sur le pouls et sur la température, les doses n'ayant, sans doute, pas répondu au degré d'impressionnabilité des malades. Il est vrai que même dans ces cas négatifs, la chaleur morbide s'est éteinte à un moment donné ; mais comme le pouls ne s'est ni ralenti notablement ni modifié en aucune façon, et que la température n'a pas fléchi avant l'époque ordinaire de sa terminaison cyclique, il n'est pas permis de mettre la défervescence sur le compte de la digitaline. Pourtant le médicament avait été porté jusqu'à 4 milligrammes, dose qui a suffi chez trois autres pneumoniques à influencer d'une manière évidente et le pouls et la température, bien que cette dernière fût très-élevée.

Il importe du reste de débuter dans la pneumonie par des doses assez fortes de digitaline, surtout si la température dépasse 40°, car il ne s'agit pas ici, comme dans la fièvre typhoïde, de modérer ou d'abaisser en quelques jours la chaleur, mais de l'éteindre précocément et dès les premiers jours. En d'autres termes la fièvre pneumonique parcourant son cycle en 9 ou 10 jours, il s'agit de l'abattre dans les 4 ou 6 premiers jours. A cette condition seulement, on sera en droit d'attribuer à la médication l'abaissement de la température.

C'est dans ce sens que la digitaline a agi chez le malade dont voici l'observation.

OBSERVATION IV. — *Pneumonie du côté droit.* — *Modification rapide et simultanée du pouls et de la température après 3 milligrammes et demi de digitaline.* — *Défervescence au 5e jour.*

Girard, du 120e de ligne, âgé de 21 ans, entre à l'hôpital le 2 mai 1873; il est au 2e jour de sa maladie, qui a débuté par du frisson, du malaise et un point douloureux sous le mamelon droit.

Le 3e *jour*. — Il présente les symptômes suivants :

Teint bistré de la face, lèvres un peu cyanosées, toux, dyspnée, 48 respirations, douleur vive sous le mamelon droit, crachats visqueux adhérents, non rouillés. Souffle et matité dans le tiers supéro-postérieur du poumon droit; matité précordiale de 5 centimètres en long et en large. Pouls assez développé, mais dépressible, 144 pulsations, température 40,2. On prescrit digitaline : un milligramme et demi.

Le 4e *jour*. — La température est tombée à 38, le pouls à 114 sans tension ni irrégularité. Plus de douleur pleurale, mêmes signes sthétoscopiques, digitaline un milligramme.

Le 5e *jour*. — Le pouls est *dur*, *résistant* mais *régulier* avec 102 pulsations. — La température à 38 le matin et 37 le soir; râles de retour, dyspnée moins intense.

Le lendemain le pouls tombe à 60 et la température à 36,8, c'est-à-dire au-dessous de son chiffre normal. — Transpiration très-forte au moment de la défervescence. — La respiration est tombée de 42 à 36 et 25 après la chute de la fièvre. — Les urines, troubles et riches en urates, ont diminué de 300 à 500 grammes pendant la médication.

La matité précordiale n'a pas varié. (Voir figure IV.)

Si, dans l'observation qui précède, on a eu raison de la fièvre le 5e jour de la maladie, dans deux autres cas, la défervescence a été obtenue une fois le 7e jour, malgré l'état typhoïde qui compliquait la pneumonie, et une autre fois le 4e jour. Dans tous ces cas la température a fléchi en même temps que le pouls, modifié d'ailleurs plus ou moins dans sa force et dans son rhythme. Dans la fièvre typhoïde au contraire, la digitaline a presque toujours influencé le pouls avant la température typhique, d'ailleurs si rebelle à la médication.

En résumé, si la digitaline, même à dose élevée, n'a que peu ou point d'action sur la température typhoïde, elle est susceptible, donnée à dose suffisante, de modifier la chaleur morbide de la pneumonie, autant qu'il est permis de conclure de trois cas heureux sur six.

3° *Rhumatisme articulaire aigu.* — C'est dans cette affection que la digitale a été employée avec le plus de succès (Traube, Hirtz, Vertelle, Coblence, etc.), pour modérer ou éteindre la fièvre rhumatismale et faire disparaître avec elle les manifestations douloureuses des articulations. La digitaline d'Homolle, que nous avons employée dans deux cas de rhumatisme articulaire, a, elle aussi, éteint ou modéré rapidement la fièvre et apaisé en même temps qu'elle des douleurs articulaires. Quant à la digitaline cristallisée, nous n'avons eu que deux fois l'occasion de l'utiliser dans le rhumatisme articulaire, mais avec des résultats non moins satisfaisants. On en jugera par l'observation suivante.

OBSERVATION V. — *Rhumatisme articulaire aigu compliqué d'endocardite. — Modification du pouls et chute de la fièvre le 7e jour, après l'ingestion de 7 milligrammes de digitaline en 4 jours. — Disparition des douleurs articulaires en même temps que la fièvre.*

Collard, du 3e cuirassiers, âgé de 21 ans, entre à l'hôpital du Gros-Caillou, le 7 décembre 1872. Il est au 3e jour de sa maladie.

Le 4e *jour.* — Il présente les symptômes suivants : les articulations du genou et du coude sont gonflées, très-douloureuses ; le coude gauche est également pris. — Insomnie, céphalalgie, agitation du cœur, matité précordiale a 7 centimètres de large sur 8 de haut, souffle au premier temps et à la base. — Température de la veille 40°, celle du matin 39, pouls 114 pulsations, assez large, mou et dépressible.

Le malade prend en quatre jours 7 milligrammes de digitaline en potion, 1 milligramme le 1er jour, 2 milligrammes et demi, les deux jours suivants et enfin 1 milligramme le dernier jour.

Après l'ingestion de 3 milligrammes et demi le pouls descend à 84 pulsations ; après 6 milligrammes de digitaline il tombe à 60 et 54 et devient très-*ample*, *résistant*, *dur* et *irrégulier*. Il reste tel pendant une huitaine de jours. La température a fléchi après le pouls, qui est tombé à son chiffre normal au bout de 4 jours, le 7e jour de la maladie. Après la 2e dose du médicament, les douleurs et le gonflement disparaissent dans le genou et le pied gauche et dans le coude ; le genou et le coude, pied gauche, restent seuls sensibles.

Après la dernière dose, au moment où le pouls est descendu à 60 (4e jour du traitement), les articulations encore prises sont beaucoup moins douloureuses, et le 5e jour toute douleur a disparu.

Le souffle dont le cœur est le siége est devenu plus intense, le choc de la pointe est vigoureux, mais le volume du cœur n'a pas varié.

Un vésicatoire appliqué à la région précordiale après la chute de la fièvre se recouvre promptement d'une couche diphthéritique, sous l'influence d'une épidémie qui règne dans les salles et détermine pendant quatre jours une réascension thermométrique qui oscille entre 38 et 39° ; malgré cela le pouls reste à 60 pulsations et demeure irrégulier. (Voir figure V.)

L'endocardite disparaît le 20e jour et ne laisse pas trace. — Les urines, troubles et sédimenteuses, ont diminué de 1,300 à 1,500, pendant le traitement et sont remontées à leur chiffre normal après la défervescence.

La fièvre si violente est tombée dès le 7e jour et avec elle les douleurs articulaires.

Ainsi, dans ce cas, il a fallu 7 milligrammes de digitaline pour abaisser la température à la normale et 5 milligrammes pour faire tomber le pouls de 114 à 60 pulsations et le rendre dur, résistant et irrégulier.

Remarquons ici l'influence d'un vésicatoire couenneux sur la température et le ralentissement persistant du pouls malgré la réascension thermométrique, preuve selon nous que la température morbide n'est pas sous la dépendance absolue de la circulation, mais qu'elle est un élément à part, plus ou moins accessible à l'action de la digitaline cristallisée suivant telle ou telle maladie fébrile.

Dans le 2e cas de rhumatisme articulaire aigu, 1 milligramme 1/2 de digitaline ont suffi pour faire tomber en deux jours la température de 39,4 à son chiffre normal et le pouls de 84 à 54 pulsations. Il est vrai qu'elle n'a été administrée que le 12e jour de la maladie, et en général la digitaline, comme la digitale, agit d'autant plus rapidement sur la fièvre que celle-çi est plus ancienne et plus proche de sa défervescence naturelle. Chez ce malade les douleurs articulaires ont diminué rapidement, mais n'ont disparu complétement que 6 jours après la chute de la fièvre.

Un 3e cas de rhumatisme a été traité le 5e jour de la maladie, par la digitaline en injection hypodermique à la dose de 1/4 de milligramme. La température est tombée à la normale en moins de 24 heures, et le pouls a été ralenti, renforcé et irrégularisé d'une façon effrayante en l'espace de deux heures. Tous ces effets malheureusement n'ont été que passagers et dès le lendemain pouls et température ont repris leurs caractères primitifs (voir page 392). Peut-être eût-il fallu renouveler l'injection pour obtenir un résultat définitif, mais l'ataxie effrayante du cœur observée sous l'influence d'une dose si minime, nous a ôté le courage de pousser plus avant l'expérimentation.

En résumé, la digitaline nous paraît avoir sur la fièvre rhumatismale, une action plus énergique que sur toutes les autres fièvres, et son influence thérapeutique sur les manifestations articulaires est d'une évidence incontestable. La propylamine, en ce moment si vantée dans le rhumatisme fébrile et aigu, ne paraît agir elle-même qu'en modérant préalablement la circulation et la température.

B. *Maladies du cœur.*

1° *Palpitations nerveuses, sans lésion organique.*

La digitaline a été employée chez cinq malades atteints de palpitations nerveuses, sans hypertrophie du cœur et sans lésions valvulaires. Tous ces malades, choisis avec soin, se trouvaient dans un état plus ou moins avancé d'anémie qu'on ne pouvait rattacher à aucune affection locale et qui relevait sans doute, principalement chez les jeunes soldats, des fatigues de la vie militaire. Il s'agissait de savoir si le ralentissement imprimé à la circulation par la digitaline, serait capable de diminuer en même temps l'énergie des contractions du cœur. *A priori*, et étant donnés les effets des doses thérapeutiques de la digitaline, à savoir le renforcement des contractions cardiaques et la tension du pouls, nous n'osions espérer grand succès de la médication. L'expérience n'a que trop confirmé ces prévisions. Les deux observations qui suivent en feront foi.

OBSERVATION VI. — *Palpitations violentes liées à un état anémique très-prononcé, sans lésion organique du cœur. — Ralentissement marqué du pouls avec accroissement de la tension artérielle, après l'ingestion de 3 milligrammes et demi de digitaline. — Peu ou point d'action sur la température. — Effets thérapeutiques faibles et passagers.*

Ragot, du 45e régiment de ligne, âgé de 22 ans, entre à l'hôpital le 18 octobre 1872. Une fièvre typhoïde qu'il a faite il y a deux mois l'a jeté dans un état d'anémie persistante, caractérisée par la pâleur générale des téguments et des muqueuses avec palpitations violentes et continues qui persistent pendant le repos et s'exaspèrent par la marche. Le cœur soulève fortement la main qui le palpe; le choc de la pointe est énergique. La matité précordiale mesure 5 centimètres en hauteur et 6 en largeur. Pas de bruit anormal; pouls petit et fréquent. — Rien dans les organes du thorax ni ailleurs. Soumis pendant un mois à un traitement ferrugineux, le malade n'en retire aucun bénéfice. — Le 16 novembre on commence à le traiter par la digitaline cristallisée, le pouls étant de 90 à 96 pulsations, la température à 37°.

Après un demi-milligramme de digitaline en potion, le pouls descend à 60 pulsations, différence 36.

Le 17 et le 18, nouvelle dose de un milligramme, même état; le pouls descend à 54, sans changer de caractères. Les pupilles se dilatent, quelques nausées se déclarent. Les battements du cœur sont un peu moins énergiques.

Enfin un dernier milligramme de digitaline rend le pouls *dur*, *large* et *fort* avec 60 pulsations; le malade vomit à plusieurs reprises, il perçoit des étincelles dans les yeux et accuse de la céphalalgie. On suspend le médicament.

Le pouls se maintient entre 60 et 72 pulsations pendant quelques jours sans être irrégulier.

La température pendant tout ce temps ne varie que de quelques dixièmes en plus ou en moins, sans descendre au-dessous de la normale.

Les palpitations, un peu moins énergiques pendant deux jours, continuent avec la même violence, et la force d'impulsion du cœur reste la même.

La matité précordiale est restée invariable. Les urines n'ont ni augmenté ni diminué pendant le traitement, leur quantité a flotté entre 2,300 et 2,700 suivant la quantité de tisane absorbée.

Si dans ce cas la digitaline a montré une action évidente sur la fréquence et la force du pouls, elle est restée sans effet sur la température, et il en est ainsi généralement chez les malades apyrétiques. Effets physiologiques sur la vision. Effets thérapeutiques passagers et à peine marqués sur les palpitations, persistance de la force d'impulsion du cœur.

Observation VII. — *Palpitations violentes de cause anémique. — Collapsus digitalique après l'ingestion de un milligramme trois quarts. — Effets thérapeutiques passagers et incomplets.*

Roger, caporal au 74e de ligne, âgé de 22 ans, entre à l'hôpital le 18 décembre 1872. Souffrant depuis 18 mois, il est allé deux fois en congé de convalescence, pour une bronchite compliquée d'anémie; depuis son retour, il est en proie à une grande faiblesse et n'a pu faire son service.

Face pâle, lèvres blêmes, conjonctives décolorées. Rien d'anormal dans les poumons, ni dans aucun organe. La matité du cœur mesure 6 centimètres en hauteur sur 7 de large. — Palpitations violentes même pendant le repos, insomnie habituelle. Les battements cardiaques s'étendent jusqu'à l'épigastre et soulèvent la paroi thoracique; bruits du cœur normaux, léger souffle carotidien. Pouls petit, concentré, à 78 pulsations. Ni les narcotiques, ni les antispasmodiques, ni le bromure de potassium n'ont pu soulager le malade.

Le 26 décembre la température étant à 37,6, le pouls à 78 pulsations, il prend 1 milligramme de digitaline en potion. — Le lendemain matin le pouls a fléchi de 8 pulsations sans augmenter en force, la température de 6 dixièmes; quelques nausées sont survenues après une nouvelle dose de un milligramme et demi de digitaline. Le malade a deux vomissements glaireux; il n'a pris que la moitié de la potion. A la visite du soir son pouls est très-petit, filiforme avec 54 pulsations irrégulières (le matin il y en avait encore 84). — Température 37,4. Abattement considérable, face bistrée, extrémités fraîches, respiration fréquente et difficile, les battements du cœur sont encore assez énergiques.

— On prescrit des sinapismes sur les membres et sur la région précordiale et une forte infusion de café, puis un vin de cannelle.—A 7 heures du soir le pouls est redevenu plus fort, mais toujours lent et irrégulier, plus de dyspnée, extrémités chaudes, sommeil calme.

Le lendemain la température remonte à 37,7, au delà de son chiffre normal, le pouls à 72 pulsations régulières.

Sous l'influence de cette action excessive de la digitaline, les palpitations cessent pendant 3 jours, puis reparaissent avec leur énergie primitive qu'aucun traitement ne parvient à calmer. Le malade retourne pour la 3e fois en congé de convalescence.

Si le malade de l'observation précédente, quoique profondément anémié, a pu supporter 3 milligrammes 1/2 de digitaline sans accident, il n'en a pas été de même chez celui-ci : un milligramme 3/4 ont suffi pour le jeter dans un collapsus digitalique d'ailleurs promptement conjuré. L'effet a été toxique d'emblée; le pouls, tout en se ralentissant, est devenu petit immédiatement, sans augmenter préalablement en force. Si les palpitations ont cédé pendant quelques jours, peut-être est-ce grâce à l'action excessive et paralysante du médicament hâtée sans doute par l'état d'anémie et de faiblesse considérable du malade. Les anémiques étant en général très-sensibles à l'action de la digitaline, leur traitement par cette substance exige un redoublement de prudence et de précaution.

Chez trois autres malades atteints de palpitations liées à l'anémie, les effets thérapeutiques ont été tout aussi nuls ou aussi incomplets. Chez l'un d'eux, la digitaline portée cependant à une dose totale de 4 milligrammes n'a même pas modifié le pouls un seul instant. Sans doute qu'une dose plus élevée eût fini par l'influencer, mais intimidé par les effets violents que nous avait donnés récemment une dose minime de digitaline, sans compensation thérapeutique, nous avons renoncé à poursuivre le traitement. Sur le reste de nos malades atteints de palpitations, la digitaline donnée à la dose de 2 à 4 milligrammes a modifié constamment la fréquence, la force et souvent le rhythme du pouls. Malgré cela, les palpitations ont persévéré ou n'ont cédé que passagèrement. Les mouvements du cœur étaient bien ralentis, mais leur force d'impulsion persistait. Il arrivait parfois qu'au repos, le malade se sentait moins tourmenté, mais sitôt qu'il se mettait en mouvement ou se redressait brusquement sur son lit, les palpitations reparaissaient avec la même intensité, ébranlant la paroi thoracique et soulevant les vêtements. La moindre excitation suffisait à ranimer les battements exagérés du cœur. Chez des grenouilles dont les mouvements cardiaques avaient été excessivement ralentis par la digitaline, nous avions remarqué également qu'un attouchement un peu vif du cœur suffisait pour le faire battre plus vite et plus fort pendant quelques instants (voir *Union médicale*, octobre 1872).

Il ne suffit donc pas, pour faire cesser les palpitations, de diminuer le nombre des contractions cardiaques, d'autant plus qu'elles sont loin d'être toujours fréquentes. La digitaline les diminue bien, mais elle les renforce en même temps, et c'est pour cela, sans doute, qu'elle ne les guérit pas. Pour les affaiblir, il faudrait surélever les doses du médicament et lui demander ses effets toxiques et paralysants; mais ce serait là un jeu dangereux qu'on n'oserait ni conseiller ni entreprendre. Qui voudrait, à ce prix, acheter le repos de ses malades? Du reste, arrivât-on par des doses thérapeutiques ou excessives à enrayer complétement les palpitations, ce résultat ne serait encore que passager tant que l'anémie durera. C'est à elle qu'il faut s'attaquer avant tout, car les antispasmodiques les plus puissants, y compris le bromure de potassium, ne réussissent guère mieux que la digitaline à supprimer les palpitations nerveuses.

Les névroses idiopathiques du cœur, telles que le spasme cardiaque et artériel qui caractérise le goître exophthalmique, ne nous paraissent pas plus justiciables de la digitaline que les palpitations d'origine anémique. L'observation suivante en fournira la preuve.

OBSERVATION VIII. — *Spasme du cœur et des artères (commencement de maladie de Graves).—Ralentissement considérable et irrégularité du pouls, après une dose totale de deux milligrammes de digitaline. — Effets thérapeutiques incomplets et fugaces.*

Hugon, du 42e de ligne, âgé de 25 ans, entre à l'hôpital le 9 février 1873.

Depuis un an, il éprouve une douleur fixe à la région du cœur et depuis un mois, il est en proie à des palpitations continues et violentes qui le fatiguent, l'attristent et le privent de sommeil. Le cœur bat avec énergie et soulève fortement la main; le choc de la pointe est très-vigoureux et se fait sentir à sa place habituelle. L'épigastre ainsi que les artères carotides et fémorales sont agités par des battements incessants et violents. Le cœur mesure 6 centimètres en largeur et 5 centimètres en hauteur. Face et téguments colorés d'un rouge vif.

La glande thyroïde n'est pas hypertrophiée; mais dans les moments de paroxysme, le malade éprouve une douleur contusive dans l'œil droit qui devient alors plus saillant. Le malade ne quitte presque pas son lit, la marche exaspérant le délire cardio-artériel qui le tourmente.

Ni l'opium ni le bromure de potassium à dose élevée, n'ont pu le soulager.

A partir du 20 février et dans l'espace de quatre jours, il prend deux milligrammes de digitaline en granules d'un quart de milligramme chacun.

Après une dose totale de un milligramme un quart, le pouls tombe de 96 à 66 pulsations et devient plus fort et plus large. — Transpirations après l'ingestion de chaque granule. Les artères et le cœur battent avec la même force.

Deux nouvelles doses de un quart de milligramme rendent le pouls irrégulier, sans lui ôter sa force, et le font descendre à 50 pulsations. Les battements cardio-artériels, un peu moins intenses pendant le repos, s'exaspèrent par les mouvements; les battements épigastriques ont disparu.

Les jours suivants le pouls conserve ses mêmes caractères et descend jusqu'à 48 pulsations; le spasme du cœur et des artères légèrement amendé, pendant un jour, a repris toute sa violence, et persiste encore un mois plus tard au départ du malade dans ses foyers.

La température, après avoir subi une légère ascension après les premières doses de digitaline, n'a plus varié ensuite.

Les urines ont diminué de 500 à 700 grammes pendant le traitement. Le volume du cœur est resté invariable.

En présence des modifications profondes du pouls, et dans la crainte de voir survenir des accidents, on s'est arrêté ici à une dose de deux milligrammes de digitaline. Peut-être eût-il fallu, pour abattre la force du pouls, obtenir sa petitesse et son affaiblissement, à l'aide de doses plus considérables, mais le collapsus avec état filiforme du pouls dont nous avons été témoin dans un cas de palpitations nerveuses, sans profit thérapeutique, n'était pas fait pour nous encourager dans cette voie (Obs. VIII).

Du reste, les effets curatifs de la digitaline, dans le goître exophthalmique, sont encore bien controversés, et ceux que la digitaline a fournis dans le cas précédent, ne sont pas de nature à faire pencher la balance en sa faveur.

2° *Affections organiques du cœur.*

Trois malades atteints d'affection organique du cœur ont été traités par la digitaline.

Le premier avait une endocardite déjà ancienne et d'origine rhumatismale avec retrécissement de l'orifice aortique (souffle au 1er temps et à la base), sans hypertrophie sensible du cœur, dont la matité mesurait 5 centimètres en largeur sur 4 en hauteur; palpitations fréquentes, plus marquées pendant la marche; dyspnée après la moindre fatigue. Après l'ingestion de 2 milligrammes de digitaline échelonnés sur 4 jours, le pouls descend de 126 à 65 pulsations, puis augmente en résistance et en ampleur et devient irrégulier. Les pupilles se dilatent, le malade perçoit des étincelles dans les yeux. L'énergie des palpitations n'est modifiée en rien, la dyspnée continue et le malade n'*éprouve aucun soulagement.*

Dans le deuxième cas, il s'agissait d'une hypertrophie très-marquée du cœur, sans signes sthétoscopiques, et sans antécédent rhumatismal; le cœur, à la suite d'une pleurésie, a été légèrement dévié à droite; il mesure 9 centimètres en largeur et 8 en hauteur; légère voussure; palpitations presque continues et violentes, insomnie, choc vigoureux de la pointe dans le septième espace intercostal.

Trois milligrammes 1/2 de digitaline pris en trois jours ont tomber le pouls de 84 à 60 pulsations, le renforcent, sans l'irrégulariser, et le maintiennent tel pendant sept jours. — Effet thérapeutique *absolument nul* sur les palpitations.

L'impuissance thérapeutique de la digitaline dans ces deux cas nous paraît tenir aux mêmes causes que son inefficacité contre les palpitations nerveuses. Dans les lésions valvulaires du cœur comme dans l'hypertrophie simple, le cœur pèche par excès de force, et la digitaline à dose thérapeutique n'étant qu'excitant du muscle cardiaque, ne saurait diminuer son surcroît d'énergie, bien au contraire.

D'ailleurs, dans les cas de lésions valvulaires, cet excès d'activité du cœur est chose nécessaire et salutaire. C'est grâce à elle que s'établissent les hypertrophies compensatrices, et les palpitations qu'elle détermine, à moins qu'elles ne soient excessives, méritent plutôt d'être respectées que combattues. En tout cas, la digitaline, ainsi que cela résulte des observations précédentes, nous paraît peu apte à les mitiger.

Ce n'est pas contre le surcroît d'énergie du cœur, mais contre son inertie que la digitaline, comme la digitale, trouve son application. En raison même de ses effets physiologiques, elle est indiquée dans l'*asystolie*, alors que le cœur, jeté dans un état de semi-paralysie, est devenu impuissant à lutter contre les obstacles que lui opposent les orifices lésés, et qu'il en est résulté des stases sanguines périphériques et viscérales, des œdèmes, etc., sans que cependant la cachexie cardiaque soit arrivée à son comble. Lorsque cette cachexie existe, que la température est très-basse, que le sang charrie un excès d'acide carbonique, que l'asphyxie est imminente, la digitaline, dont l'action toxique est si voisine de son action physiologique, nous paraît plus contre-indiquée encore que la digitale.

L'observation qui suit, met en relief l'efficacité de la digitaline dans l'asystolie.

OBSERVATION IX. — *Affection organique du cœur compliquée d'albuminurie. Phénomènes d'asystolie. — Amélioration considérable après l'ingestion de 4 milligrammes un quart de digitaline.*

Philidet, du 74e de ligne, âgé de 23 ans, entre à l'hôpital le 13 décembre 1872.

Il a été atteint, il y a un an, d'un rhumatisme articulaire généralisé. Depuis dix jours il se sent en proie à une oppression violente qui ne lui laisse ni trêve ni repos, et ne lui permet pas de garder la position horizontale. Il passe ses jours assis sur son lit et ses nuits dans un fauteuil. Face pâle, bouffie, respiration haletante (42 inspirations). Lèvres cyanosées, extrémités inférieures œdématiées jusqu'aux genoux. Les poumons sont le siége de râles humides, à bulles fines, surtout vers les bases, et de sibilances disséminées dans le reste de l'organe; le murmure vésiculaire normal n'existe nulle part. Légère submatité aux deux bases; expectoration séro-muqueuse excessive.

Le choc du cœur est peu accentué, la pointe bat dans le 7e espace intercostal. Légère voussure précordiale. La matité du cœur est très-étendue, double de ses dimensions normales (11 centimètres en hauteur sur 9 de large). — Le second bruit du cœur est dédoublé, râpeux, quelquefois soufflé à la base; pas de souffle carotidien. Pouls mou, dépressible, assez large.

Les urines fournissent par la chaleur et par l'acide nitrique un précipité très-abondant d'albumine.

On diagnostique une insuffisance de la valvule aortique avec hypertrophie du cœur portant principalement sur le ventricule gauche, et asystolie.

Depuis un mois, le malade a pris sans succès des diurétiques, des narcotiques de toute sorte et des drastiques; le café et l'acétate d'ammoniaque, n'ont pu parvenir à stimuler l'activité du cœur. La dyspnée et l'œdème des extrémités n'ont fait qu'augmenter. Pendant 8 jours, le malade prend un demi-milligramme de digitaline, et un quart de milligramme le 9e jour.

Après la première dose, pas d'effet sensible; après la deuxième (1 milligramme en tout), il survient des nausées. Le pouls descend de 108 pulsations à 84, et ne tarde pas à devenir un peu plus fort et moins dépressible. Le malade a passé pour la première fois depuis 3 semaines une nuit relativement calme et a pu rester dans son lit.

Après le troisième demi-milligramme, des vomissements bilieux se déclarent. L'amélioration se maintient, le pouls est *résistant* et *ample* avec 84 pulsations. Les râles d'œdème persistent à la base des poumons, mais le murmure vésiculaire a reparu dans les parties supérieures.

La digitaline, suspendue pendant un jour par les vomissements, est reprise le lendemain et tolérée.

Après l'ingestion d'une dose totale de 3 milligrammes de digitaline, la dyspnée, si formidable au début, a presque complétement disparu, le nombre des inspirations n'est plus que de 36; le malade se lève et se promène dans les salles; pouls régulier, large et résistant, à 72 pulsations. Râles moins abondants dans la poitrine; la cyanose des lèvres et l'œdème de la face ont disparu; les urines sont plus abondantes, moins albumineuses; le bruit râpeux du 2e temps est moins sensible, l'expectoration beaucoup moins abondante.

Dès la deuxième dose du médicament les urines ont monté de 1100 à 1400 grammes, et ensuite jusqu'à 2,500 grammes, et de troubles sont devenues limpides.

La température, qui était à 36 avant la médication, loin de fléchir, a monté à 37,5 et 38,6 durant l'action de la digitaline, pour redescendre ensuite à son chiffre primitif.

Après les dernières doses de digitaline, l'amélioration n'est pas plus marquée. Ce n'est que 10 jours après la cessation du traitement que la dyspnée, l'œdème des jambes et l'albuminurie ont complétement disparu. Le volume du cœur est toujours le même, mais le bruit anormal du premier temps n'existe plus Le malade part en congé de convalescence, dans les premiers jours de mars.

III. Effets toxiques.

Tandis qu'avec la digitaline d'Homolle, dont les doses ont été portées parfois jusqu'à 30 et 35 milligrammes, nous n'avons jamais observé d'effets toxiques, la digitaline cristallisée en a déterminé deux fois, à des doses d'ailleurs très-diverses. Le malade de l'observation VI a été pris, après l'ingestion de 1 milligramme 3/4, de vomissements bilieux abondants, avec prostration, refroidissement marqué des extrémités, pâleur, dyspnée, ralentissement et petitesse du pouls.

Un autre malade atteint de fièvre typhoïde avait pris en 6 jours 6 milligrammes de digitaline, sans modification aucune du pouls et de la température, lorsqu'après l'ingestion d'un nouveau milligramme, le pouls devint subitement filiforme, presque insensible et très-irrégulier tout en restant fréquent; vomissements bilieux, respiration haletante, cyanose des lèvres. La température ne cessa de se maintenir entre 39 et 40°.

D'après ces faits, les symptômes les plus saillants de l'action excessive de la digitaline sont : les vomissements, la fréquence et la petitesse extrême du pouls jointe ou non à son irrégularité, le refroidissement des extrémités, la cyanose, l'accélération des mouvements respiratoires. C'est un état d'asphyxie commençante pareil à celui que détermine la digitale et dont on ne triomphe pas toujours sans peine.

Le café, l'alcool et les révulsifs sur la peau, tels sont les moyens qui ont combattu avec succès les premiers symptômes de l'intoxication.

Ce qui frappe dans les deux faits dont il a été question plus haut, c'est la quantité très-variable de digitaline nécessaire pour produire des effets nocifs, suivant les individus et les maladies, et aussi la persistance de la température physiologique ou morbide, malgré l'action violente du médicament.

IV. Doses et mode d'administration.

Mode d'administration. — La digitaline a été administrée à nos malades soit en potion, soit sous forme de granules. La potion était ainsi composée :

Eau distillée. 120,0
Digitaline dissoute dans l'alcool, 1/4 de milligr. à 2 milligr.
Sirop. 30,0

Les granules qu'a bien voulu nous fournir M. le pharmacien Adrian, qui les prépare avec le plus grand soin et les dose avec l'exactitude la plus rigoureuse, contenaient chacun un quart de milligramme de digitaline.

La potion a été donnée par cuillerées à bouche d'heure en heure et prise autant que possible dans le courant de la journée. Elle offre cet avantage qu'elle peut être suspendue à tout instant et aussitôt qu'un effet toxique se manifeste. Le granule donne un dosage plus mathématique, mais il ne peut être pris qu'à un quart de milligramme au moins, tandis qu'avec la potion prise en 12 heures, des fractionnements plus considérables sont possibles.

Outre que l'action des granules est plus lente que celle

de la digitaline dissoute, elle nous a semblé moins énergique, peut-être parce que le granule ne se dissout qu'en partie dans les sucs gastro-intestinaux. Les granules seront employés de préférence chez les malades apyrétiques et dans les affections du cœur; la potion sera plus avantageuse dans la fièvre typhoïde, la pneumonie, le rhumatisme et en général dans les affections fébriles, où il s'agit d'agir promptement et énergiquement.

La digitaline sous forme d'injection hypodermique a produit, à dose excessivement minime, des effets si rapidement effrayants que nous avons renoncé a y recourir ultérieurement. Mieux vaut, dans la pratique, donner par les voies digestives, une substance douée d'une si extrême activité. Ses effets seront plus lents, il est vrai, mais aussi plus durables et plus faciles à surveiller.

Les vomissements, à moins qu'ils ne soient abondants et très-bilieux et que le pouls ne soit déjà fortement modifié, ne constituent pas un motif absolu d'abstention, mais nécessitent tout au plus l'interruption du traitement pendant un jour.

Il est indispensable de visiter au moins deux fois par jour les malades soumis à l'action de la digitaline et de faire marcher constamment de front l'exploration thermométrique et l'examen du pouls. Une fois le pouls énergiquement influencé, le malade devra garder la position horizontale, pour se soustraire à la possibilité d'une syncope.

Est-il besoin d'ajouter que dans l'intérêt d'une appréciation précise des effets de la digitaline, toute autre médication générale ou locale doit être sévèrement exclue, pendant le traitement ?

Doses. — Dans les fièvres typhoïdes, surtout dans celles qui s'accompagnent d'une température portée jusqu'à 41° ou qui se compliquent de phénomènes ataxiques de pneumonie, etc., on peut, sans inconvénient, débuter par une dose de deux milligrammes de digitaline et en prescrire encore 1 à 2 milligrammes le lendemain, suivant les effets obtenus. Cette dose une fois atteinte, comme les effets du médicament s'accumulent dans l'organisme, il est prudent de ne continuer le traitement que par des doses journalières de 1/2 ou de 1/4 de milligramme.

La dose totale a-t-elle été portée jusqu'à 6 et 7 milligrammes, sans modification du pouls ni de la température, la prudence exige qu'on suspende le traitement pendant quelques jours ou même qu'on y renonce ; car, outre que l'effet des doses accumulées ne se fait sentir quelquefois qu'au bout de 48 heures, on risque, après l'addition de la moindre quantité de digitaline, de voir survenir subitement et d'emblée des phénomènes d'intoxication.

Dans la pneumonie, où il s'agit d'abattre rapidement le pouls et la température morbide, on peut débuter également par 1 ou 2 milligrammes le premier jour et 1 milligramme le lendemain, et continuer ensuite le traitement par des fractions de milligramme, jusqu'à ce que les effets voulus soient obtenus.

Le rhumatisme articulaire exige en général des quantités moindres de digitaline que les affections précédentes, mais la dose initiale ne doit pas être inférieure à un milligramme.

Dans les affections nerveuses et organiques du cœur, sans fièvre, les choses sont moins pressantes que dans les maladies fébriles. Il ne s'agit plus d'abattre ou de modérer au plus vite une température dangereuse, un pouls d'une fréquence excessive, mais d'arriver lentement et par des doses successives à modérer l'action excessive du cœur ou bien à stimuler son inertie. Dès lors on peut débuter par un demi-milligramme ou un milligramme de digitaline et continuer le traitement par des fractions de milligramme jusqu'à manifestation des effets demandés. Il va sans dire que les précautions indiquées plus haut trouvent encore ici leur application.

Comparée à la digitaline d'Homolle, au point de vue de son activité, on peut dire que la digitaline cristallisée est douée d'une énergie à peu près huit à dix fois plus considérable que la première; c'est-à-dire que l'on peut débuter par 5 à 10 milligrammes de digitaline d'Homolle, là où le traitement ne doit commencer que par un demi-milligramme à 2 milligrammes de digitaline cristallisée.

En outre les effets de la digitaline amorphe nous ont paru relever d'une manière moins tranchée que ceux de la digitaline de Nativelle, des susceptibilités idiosyncrasiques des malades; en d'autres termes, son action est plus mathématique, moins capricieuse et moins variable et, pour tout dire, moins dangereuse.

Enfin, l'action de la digitaline cristallisée sur la température morbide est moins évidente que celle de la digitaline d'Homolle, qui elle-même d'ailleurs est inférieure, à ce point de vue, à la digitale en nature. Reste à savoir si la digitaline nouvelle d'Homolle est toujours identique à elle-même quant aux proportions de ses principes actifs, et si les procédés qui servent à sa préparation lui impriment constamment les qualités de l'échantillon que nous avons expérimenté.

Tels sont les résultats que nous a donnés, chez l'adulte, l'expérimentation clinique de la digitaline cristallisée. Si, jusqu'ici, nous n'avons essayé cet agent que dans deux catégories de maladies, du moins s'est-il agi des affections où son emploi est le mieux indiqué et le plus souvent justifié. Loin de nous la prétention d'avoir tout vu et tout dit, sans laisser de place à l'erreur. Bien épineuse est l'expérimentation thérapeutique en général, plus épineuse encore celle d'une substance aussi active et aussi capricieuse que la digitaline, quelles que soient les précautions dont on s'entoure. Pour éviter l'illusion autant que possible, nous nous sommes dégagé de toute idée préconçue comme nous nous sommes abstenu de toute conclusion qui ne pût se baser sur des faits constants, palpables et vraiment cliniques.

Conclusions.

L'étude qui précède peut se résumer dans les conclusions suivantes :

1° L'action de la digitaline cristallisée sur le pouls ne

diffère pas sensiblement de celle de la digitaline amorphe et de la digitale. Comme ces deux dernières substances, elle modifie le pouls dans sa fréquence, sa force et son rhythme.

2° Comme elle aussi, elle n'influence que peu ou point la température physiologique. Ses effets sur la température morbide, en général, sont moins évidents que ceux de la digitale : à peu près impuissante contre la température typhoïde, elle paraît modifier plus facilement celle de la pneumonie et surtout celle du rhumatisme articulaire.

3° A dose thérapeutique, son action sur les contractions exagérées du cœur, sur les palpitations nerveuses et sur les palpitations en général, est passagère, incomplète et le plus souvent nulle. Elle est au contraire aussi réelle et aussi puissante que celle de la digitale, contre l'affaiblissement des contractions cardiaques et contre l'asystolie qui complique les affections du cœur.

4° La digitaline cristallisée est à peu près huit à dix fois plus active que la digitaline amorphe.

5° Cette activité excessive, jointe à la grande variété des doses nécessaires suivant les individus, en rend l'usage plus difficile et plus dangereux que celui de la digitaline amorphe, et commande une grande prudence. Par suite, son emploi est moins indiqué dans la pratique civile que dans les hôpitaux, où la surveillance des malades peut s'exercer d'une façon plus suivie.

6° La digitaline cristallisée n'augmente pas la quantité des urines, et n'a pas d'action *directe* sur la sécrétion du rein.

PARIS. — Imprimerie de J. Dumaine, rue Christine, 2.

www.ingramcontent.com/pod-product-compliance
Ingram Content Group UK Ltd.
Pitfield, Milton Keynes, MK11 3LW, UK
UKHW021912290826
14628UKWH00020B/2126

9 782019 671730